LA DIETA CHETOGENICA

Le ricette per perdere peso

Sommario

3

Premessa

Caro lettore e cara lettrice, ti ringrazio perché se ti ritrovi in mano questo libro, in qualche modo vuoi saperne di più sulla DIETA CHETOGENICA, ma è mio dovere metterti in guardia, prima di farti continuare la lettura, in quanto devi sapere che il regime alimentare che si decide di assumere con la Dieta Chetogenica, NON è adatto a tutti, se continuerai a leggere ti spiegherò per filo e per segno per quali importanti motivi.

A prescindere da ciò leggi questo libro se sei consapevole di intraprendere un percorso che cambierà le tue abitudini alimentari ed in misura variabile anche quelle di chi ti ritrovi intorno.

Non leggere questo libro se ti si drizzano i capelli solo a sentire nominare la parola DIETA!

Ma io lo so che sei un/una lettore/lettrice coraggiosa, per questo motivo in questo libro troverai informazioni utili, vantaggi e svantaggi della Dieta Chetogenica, ti spiegherò cosa sono i carboidrati e le proteine, vedremo come scegliere gli alimenti adatti e per finire ci divertiremo a preparare tate gustose ricette. Buon appetito!

Cosa è la DIETA CHETOGENICA

Iniziamo col definire la parola DIETA, che se si riesce a seguire un corretto regime alimentare non vuol dire sacrificio.

Il dizionario della lingua italiana ci dà tre definizioni della parola DIETA che sono le seguenti:

1. metodo abituale di alimentazione di una persona, di un gruppo, di una popolazione in un certo periodo di tempo

2. regime alimentare che prevede l'uso di determinate quantità e qualità di cibi, adottato per prevenzione o per cura di malattie:

3. astinenza temporanea dal cibo o da certi cibi: stare, mettersi a dieta; seguire, osservare una dieta

L'etimologia della parola dieta deriva dal latino diāeta(m), che deriva a sua volta dal termine greco. díaita 'tenore di vita'.

Va da sé quindi che seguire una dieta corrisponde automaticamente a seguire un corretto tenore di vita il quale associato ad una corretta e quotidiana attività fisica, garantisce uno stato di benessere.

La DIETA CHETOGENICA è una dieta che priva l'organismo dei carboidrati alimentari (pasta, pane, taralli) , facendo in modo che il corpo privato di queste preziose riserve di energia , produca autonomamente il glucosio indispensabile per la sopravvivenza ed aumenti il consumo energetico contenuto nel tessuto adiposo. Per questo motivo il regime chetogenico è considerato dimagrante.

La DIETA CHETOGENICA è quindi una dieta basata su una alimentazione che produce i cosiddetti corpi chetonici[1] che ricorrono, ripetiamo in assenza di carboidrati, al consumo dei grassi (lipidi) e del glucosio presenti naturalmente nell'organismo umano.

Devi sapere però che questo tipo di dieta va fatta solo in assenza di determinate patologia, possibilmente informando e valutando la scelta di seguire il regime chetogenico, che rappresenta una forzatura per l'organismo e quindi può anche rivelarsi dannosa.

Non intraprendere questa dieta solo per dimagrire. Nei prossimi capitoli approfondiremo tutti i pro ed i contro, così avrai un quadro completo prima di provare le ricette presenti in questo libro.

---

1   Corpi Chetonici derivati dei lipidi, prodotti naturalmente dall'organismo e smaltiti con le urine e la ventilazione polmonare. In caso di Dieta Chetogenica i corpi chetosi aumentano notevolmente, per compensare la mancanza del glucosio prodotto dai carboidrati.

Ad ogni ricorda una cosa fondamentale, qualsiasi tipo di dieta va fatta solo per un periodo di tempo definito oltre il quale si cerca di mantenere i risultati raggiunti, conservando uno stile di vita sano.

In questo breve capitolo resterai stupito/stupita caro lettore/lettrice, nello scoprire che il primo approccio medico ad una Dieta Chetogenica, risale addirittura al 1920!

Ti dirò di più in un certo senso il corpo umano che fin dalla notte dei tempi ha avuto il bisogno di nutrirsi per il sostentamento, ha sviluppato un sistema che permettesse all'organismo di soddisfare il fabbisogno di energia vitale, anche quando il cibo scarseggiava, 8000 anni fa, l'uomo si nutriva soprattutto di proteine animali con la caccia, erano queste ad essere trasformate in energia.

La storia più recente ci racconta che:

- Negli anni 20 per la prima volta si sperimenta la Dieta Chetogenica nella cura dell'epilessia[2]

- Nel 1976 presso l'Harward University, il prof Blackburn, definisce il primo protocollo di dieta proteica che nel 1993 viene ufficialmente convalidato dal ministero della salute americano.

- Nel 1997, il professor Bjorntorp[3], in uno studio pubblicato su Lancet definisce e completa il protocollo

---

2   Epilessia: Malattia del sistema nervoso caratterizzata da crisi improvvise di convulsione accompagnate generalmente da perdita di coscienza

3   Bjorntorp è un medico americano specializzato nello studio di disturbi alimentari come l'obesità

sulla Dieta Chetogenica, si sviluppa il concetto di VLCD[4].

- Un nuovo studio che va dal 2003 al 2010 svoltosi in Finlandia a cura del Ministero della salute Finlandese, propone il metodo chetogenico come terapia di prima scelta, nel programma di prevenzione dell'obesità associata a fattori di rischio.

Gli studi sono tutto ora in corso e dimostrano che è possibile dimagrire, ma non deve essere fatta su consiglio di un personal trainer.

---

4   VLCD ossia Very Low Calories Diet è un protocollo che include un apporto di calorie giornaliero pari a </= 800 kcal. Viene introdotto per un massimo di 12 settimane per aiutare soggetti particolarmente obesi e con gravi disturbi legati al sovra peso.

Chi può seguire la Dieta Chetogenica

Sicuramente tu che stai leggendo questo libro, vorrai provare per qualche settimana a perdere peso con la Dieta Chetogenica, ma prima di iniziare sappi che:

- Questa dieta serve a perdere peso rapidamente, ma comporta un profondo cambiamento del metabolismo e maggiore lavoro da parte del fegato.

- Per questo motivo si fa sotto controllo medico, devi sapere che ci sono casi in cui si inizia la dieta in ospedale e si continua a casa.

- Se sono accertate patologie a carico dei reni del fegato o problemi cardiovascolari è necessario rivolgersi al proprio medico.

- È una particolare dieta usata spesso a scopo terapeutico ciò non vuol dire che non può essere fatta da chiunque a non è quella corretta se si vuole solo perdere qualche chilo per la prova costume ad esempio.

- Devi essere costante e minuzioso nel seguire le indicazioni del medico e nel dosare gli alimenti in maniera corretta, per avere il giusto apporto quotidiano di calorie.

Ed ora vediamo come bisogna prepararsi a fare la Dieta Chetogenica.

Gli esami clinici da fare

Prima di iniziare la Dieta Chetogenica e decidere quindi per un periodo di rinunciare ai carboidrati (nel capitolo 8 vedremo cosa sono e dove si trovano) a favore delle proteine (nel capitolo 9 le conosceremo meglio) ti consiglio di effettuare un check up completo.

Fondamentale è eseguire un esame completo del sangue ed uno completo delle urine che escludano patologie.

E' consigliabile informare il medico nutrizionista dell'eventuale assunzione di farmaci, quali cortisone o se si segue una terapia farmacologica per l'ipertensione.

Anche durante la somministrazione della dieta è preferibile eseguire un controllo periodico dell'esame del sangue e delle urine. Vedrai che gli esami eseguiti durante la Dieta Chetogenica evidenzieranno una maggiore attività da parte del fegato ma sono essenziali per escludere altri problemi.

Se fatta bene è possibile perdere già 1 – 2 Kg durante la prima settimana.

I vantaggi della dieta chetogenica

La Dieta Chetogenica secondo autorevoli studi medici ha dimostrato i suoi maggiori benefici nel trattamento di pazienti adulti affetti da:

- Morbo di Alzheimer[5]

- Morbo di Parkinson[6]

- Sclerosi laterale amiotrofica

- Obesità

- Diabete di tipo 2 e sindrome metabolica

---

5 Morbo di Alzheimer è la forma più comune di demenza degenerativa progressivamente invalidante con esordio prevalentemente in età presenile (oltre i 65 anni).

6 Morbo di Parkinson, Parkinson, parkinsonismo idiopatico, parkinsonismo primario, sindrome ipocinetica rigida o paralisi agitante è una malattia neurodegenerativa.

- Pazienti con indicazioni a rapido dimagrimento per co-morbilità severe

- Dolore e processi infiammatori generali

- Trauma cranico

- Trattamento di tumori invasivi

- Malattie del fegato non alcool correlate

La Dieta Chetogenica è particolarmente indicata nel caso di bambini affetti da epilessia.

Il processo chetogenico costringe le cellule a modificare la loro fonte di energia spesso costituita da zuccheri prodotti dai carboidrati.

Per questo motivo si riesce a perdere peso rapidamente, e nel caso di problemi di salute come quelli elencati si è notato una netta diminuzione dei sintomi.

Gli svantaggi

Caro lettore e cara lettrice, devi sapere che nonostante il riconoscimento scientifico la Dieta Chetogenica, cosi come ogni altra dieta comporta come abbiamo visto nel precedente capitolo dei vantaggi, ma specie nel periodo iniziale anche l'insorgenza di alcuni effetti collaterali, abbastanza comuni.

A breve termine si può riscontrare:

- Mal di testa

- Alitosi per acidosi

- Nausea, vomito, diarrea ed inappetenza

- Sonnolenza

- Disidratazione

- Ipoglicemia

Al lungo termine è possibile riscontrare:

- Perdita di capelli

- Stipsi

- Raramente ridotta tolleranza al freddo
e vertigini posturali.

Per evitare gli effetti collaterali a lungo termine un regime alimentare come quello chetogenico si segue per un determinato periodo di tempo e rigorosamente, come già abbiamo detto nei capitoli precedenti, sotto stretto controllo medico.

Lo stato di Chetosi

In biologia umana lo stato di chetosi è quello in cui si trova un organismo in assenza o meglio a "corto" di zuccheri nel sangue. Questo determina un aumento di corpi chetonici.

I corpi chetonici non sono che molecole di natura grassa, prodotte dal fegato che vanno ad usare le "scorte" energetiche presenti nel corpo, provocando l'acidosi, che spesso si traduce in alitosi.

Purtroppo questa condizione si può verificare nel corso di una Dieta Chetogenica, per rimediare è sufficiente riequilibrare i livelli di glucosio sospendendo la dieta.

Caro lettore e cara lettrice, siamo giunti quasi a metà di questo libro/piccolo manuale sulla Dieta Chetogenica, ti chiedo ancora un po' di pazienza prima di arrivare a preparare le ricette perché voglio dirti di Non fare questa dieta se..

- Te l'ha suggerita Giulio mentre ti allenavi con lui in palestra

- Non sei costante e predisposto a cambiare abitudini alimentari

- Credi che questa dieta possa farti dimagrire velocemente in vista della prova costume

- Soffri di patologie ematiche o renali

- Non puoi rinunciare a pasta e pane

Conosciamo i carboidrati

Più volte in queste pagine abbiamo detto che la Dieta Chetogenica per essere seguita al meglio impone la "quasi" totale assenza di carboidrati, ma cosa sono e dove si trovano i carboidrati?

I carboidrati detti anche glucidi, sono sostanze principalmente formati da carbone ed acqua. Si trovano soprattutto in alimenti di origine vegetale, in sostanza sono tutti gli alimenti ricchi di zuccheri, come la pasta, il pane, la pizza, i dolci, le patate, forniscono di norma, buona parte delle kilocalorie giornaliere necessarie al fabbisogno energetico quotidiano di un individuo adulto.

Sono i carboidrati attraverso i glucidi a nutrire i tesssuti come quello nervoso per circa 24 ore in assenza di attività fisica quotidiana e per circa 16 – 20 ore un organismo che svolge quotidianamente attività fisica.

Venendo meno nella Dieta Chetogenica, inducono il cervello a richiedere energie da altre fonti, attingendo alle riserve di grassi in primis.

Conosciamo le proteine

Vediamo ora cosa sono le proteine e dove si trovano, dal momento che familiarizzeremo molto con esse nel corso della Dieta Chetogenica.

Le proteine sono una classe molto importante di molecole biologiche e derivano dall'unione di unità base dette amminoacidi, sono presenti in tutti gli alimenti che assumiamo ogni giorno, forniscono al nostro corpo carbonio, idrogeno, azoto e zolfo.

Chiaramente forniscono meno energia rispetto ai carboidrati, ma in assenza di quest'ultimi vengono utilizzati per il fabbisogno energitico giornaliero.

Dal momento che saranno presenti in diverse ricette per la Dieta Chetogenica, ti elenco, a titolo esemplificativo, alcuni alimenti in cui sono presenti le proteine e le relative calorie per 100 gr.

Tipo di Alimento	Proteine per 100 gr
Orata	17
Sogliola	16
Lenticchie	25
Mandorle	25
Prosciutto crudo	20
Bresaola	35
Fesa di tacchino	24
Vitello o manzo	20
Pollo	17

La Dieta Chetogenica ti imporrà maggiore consumo di carne, uova, legumi e verdure, di conseguenza aumenterai le proteine e diminuirai gli zuccheri.

Gli alimenti più adatti

Ci siamo quasi, ancora qualche pagina di pazienza e passeremo alle ricette, prima voglio farti una panoramica più completa e descriverti una settimana tipo di Dieta Chetogenica.

Banditi durante questa dieta focacce, pizze, grissini, tarallini, pane, patate e questo ormai lo sai già.

Via libera a frutta secca, nocciole, mandorle, noci, arachidi, semi.

Puoi mangiare senza eccedere la frutta che preferisci, possibilmente seguendo la stagionalità degli alimenti, mela, pera, banana, fragole, arance, mirtilli, pesche, albicocche, anguria. La frutta contiene zuccheri naturali che vengono assimilati in maniera differente rispetto a quelli prodotti dai più complessi carboidrati.

Vanno integrati in una Dieta Chetogenica anche le verdure e gli ortaggi in genere, sono ricche di vitamine e sali minerali e favoriscono l'eliminazione dei liquidi in eccesso.

E' possibile se non si è intolleranti al lattosio bere latte parzialmente scremato, mangiare yogurt, cereali, legumi (fagioli, ceci, lenticchie, piselli fave).

Inoltre è possibile di tanto in tanto concedersi un panino integrale, delle fette biscottate con il miele e dei cereali integrali.

Per chiarirti ancor meglio le idee ecco una settimana tipo con la Dieta Chetogenica. Consideriamo 5 pasti giornalieri, colazione, spuntino, pranzo, merenda e cena.

Lunedì:

- **Colazione:** Un bicchiere di latte parzialmente scremato ed un piccolo panino integrale con prosciutto cotto

- **Spuntino:** 50 gr di noci o altra frutta a scelta

- **Pranzo:** Pesce magro con contorno di verdure a scelta ed una mela

- **Merenda:** Uno yogurt bianco magro

- **Cena:** Carne di vitello ai ferri, insalata ed un frutto a scelta.

Martedì:

- **Colazione:** Yogurt magro, 40/50 gr di frutta secca a scelta (noci), 50 gr di prosciutto crudo

- **Spuntino:** Altri 50 gr di frutta secca

- **Pranzo:**Merluzzo con verdure cotte al vapore ed un frutto di stagione a scelta

- **Merenda:** 50 gr di frutta secca

- **Cena:** Petto di pollo grigliato con mix di verdure condite con olio evo o burro

Mercoledì

- **Colazione:** Una spremuta ed un panino ai cereali con bresaola e formaggio magro

- **Spuntino:** 50 gr di nocciole

- **Pranzo:** Hamburger magro si ferri insalata ed un frutto a scelta

- **Merenda:** Un cubetto di parmigiano

- **Cena:** Melanzane grigliate, due uova sode ed una pera

Giovedì:

- **Colazione:** Cereali integrali con latte di riso ed una spremuta di arancia

- **Spuntino:** Fette biscottate integrali con miele 2 fette

- **Pranzo:** Formaggio magro con insalata di pomodori conditi con olio evo ed un pizzico di sale ed origano

- **Merenda:** Un frutto a scelta

- **Cena:** Zuppa di legumi

Venerdì:

- **Colazione:** Yogurt magro, 40/50 gr di frutta secca a scelta (noci), 50 gr di prosciutto crudo

- **Spuntino:** 50 gr di mandorle

- **Pranzo:** Pesce bianco insalata o contorno di verdure senza le patate ed una mela

- **Merenda:** Un pezzo di parmigiano

- **Cena:** Carne di manzo a stracetti con rucola e grana

Sabato:

- **Colazione:** Latte parzialmente scremato ed un panino integrale con prosciutto crudo

- **Spuntino:** Un frutto a scelta tipo pesca

- **Pranzo:** Salmone e contorno di verdure

- **Merenda:** Un frutto a scelta ad esempio mela

- **Cena:** Carne di tacchino, insalata ed un frutto

Domenica:

- **Colazione:** Cereali integrali con latte di riso e succo di frutta

- **Spuntino:** yogurt bianco magro

- **Pranzo:** Riso con verdure a scelta e una mela

- **Merenda:** Un cubetto di parmigiano

- **Cena:** Petto di pollo cotto ai ferri più verdure a scelta e una pera.

Come puoi vedere una settimana tipo esclude la pasta ed altri alimenti di uso comune. Non sono citate le bevande, ma è naturale durante qualsiasi tipo di dieta, prediligere l'acqua minerale o frizzante come più ti piace, limitare il più possibile il consumo di alcolici, bere spesso tisane e succhi di frutta.

È molto importante infine, non saltare gli spuntini di metà mattina e del pomeriggio.

E adesso cuciniamo!

Ti ringrazio per avermi letto fino a questo punto, stiamo per arrivare alla parte conclusiva di questo libro dal prossimo capitolo e per i successivi troverai una serie di ricette per gustare al meglio e rivisitare la cottura di diversi alimenti vegetali e non che è facile reperire quando si fa normalmente la spesa, cerca di prediligere quando e dove possibile gli ortaggi e la fratta di stagione possibilmente proveniente da filiera controllata.

Detto ciò, nei capitoli che seguono troverai una serie di ricette adatte anche ai più piccoli che per problemi di salute, (epilessia, obesità) possono essere costretti per un periodo della loro vita ad adottare il regime chetogenico, scoprirai che alcune ricette sono ad ogni modo gustose e alla portata anche di chi non segue la Dieta Chetogenica.

Vedrai ricetta dopo ricette quante cose potrai mangiare, scoprirai abbinamenti nuovi e da provare.

Infine credo che sia opportuno fornirti uno schema pratico dove per comodità ho diviso in gruppi i principali alimenti consentiti, ovviamente è possibile variare in base a ciò che più ti piace.

GRUPPO 1	cereali e derivati: riso, pasta, pane, prodotti da forno, grissini, fette biscottate, crackers, biscotti, brioches, pizza, farina, semolino, polenta, mais, avena, cereali soffiati e patate

Fanno parte del **gruppo 1** gli alimenti possibilmente da evitare durante la Dieta

Chetogenica, in quanto, sono quelli maggiormente ricchi di carboidrati. Tuttavia è possibile concedersi di tanto in tanto un panino integrale dei cereali e delle fette biscottate.

GRUPPO 2	frutta e ortaggi, comprende anche i legumi freschi

Il gruppo 2 lo devi tenere ben presente, anche perché la frutto, gli ortaggi ed i legumi, sono fonte di importanti vitamine coma la A, la C, la B, sali minerali. Si possono mangiare anche i legumi, ma essendo anche essi ricchi di amido, è necessario limitarne la quantità.

GRUPPO 3	latte e derivati, comprende: latte, yogurt, i latticini e i formaggi

Nella Dieta Chetogenica, gli alimenti del **gruppo 3** ricchi di calcio, vitamina D, A e B e grassi di origine animale, diventano fondamentali e preziosi alleati.

GRUPPO 4	carne pesce uova e legumi secchi

Gli alimenti del **gruppo 4** li troverai spesso presenti nelle ricette che seguono, in quanto sono fonte essenziale di proteine e grassi.

GRUPPO 5	grassi da condimento

I condimenti che per praticità ho indicato nel gruppo 5, rappresentano una parte essenziale della Dieta Chetogenica, la raccomandazione è quella di sceglierli di qualità, prediligere dove possibile, l'olio extravergine di oliva e tutti quei grassi di origine vegetale, come lo strutto il lardo ad esempio.

Bene, ora finalmente eccoti le ricette!

Le ricette che troverai in questo capitolo, sono adatte ai più piccoli ed ottime anche per i grandi.

Ricette per femminucce di 12 mesi, con un apporto calorico di 900 kcal giornalieri:

- Crema di coniglio con zucchine

- Zucchine e uova

- Bavarese alla frutta

Ricette per femminuccia di 2 anni, con apporto calorico pari a 750 kcal giornaliere.

- Prosciutto crudo con purè di zucca

- Riso con omogenizzato di pollo e verdure

Ricette per femminuccia di 3 anni e mezzo, con apporto calorico pari a 750 kcal giornaliere.

- Insalatona di tonno

- Mousse di mascarpone e mele

- Fette biscottate con formaggio e zucchine

- Prosciutto con pomodori

Ed ora ti suggerisco alcune ricette per i maschietti dai 4 anni in su, il cui apporto calorico giornaliero è intorno alle 1350 kcal.

- Broccoli al gratin

- Omelette Napoletana

- Parmigiana ricca

- Risotto al Gorgonzola

- Panna cotta alle arance.

Ricette par maschietti dagli 8 anni in su, apporto calorico giornaliero di 1750 kcal.

- Biscotti al cioccolato

- Platessa alla mugnaia con insalata

- Sogliola al cartoccio con zucchine

- Tagliata di manzo con carciofi

Ricette per femminucce di 12 mesi, con un apporto calorico di 900 kcal giornalieri

Crema di coniglio e zucchine

Può essere preparata sia per pranzo che per cena.

Ingredienti:

- Omogeneizzato di coniglio 25 g (può essere sostituito dall'omogeneizzato di pollo)

- Zucchine 40 g

- Olio 16 g

Preparazione:

Lava e pesa le zucchine e cuocile al vapore, riscalda a bagnomaria l'omogeneizzato e mettilo in un piatto, aggiungi le zucchine cotte al vapore ed un filo di olio extravergine di oliva, amalgama il tutto fino ad ottenere una crema.

N.B Le quantità indicate si riferiscono ad una porzione, va da sé che puoi farne di più e dividerle tra pranzo e cena.

Zucchine e uova

Ingredienti:

- ½ uovo 30 g

- Zucchine 40 g

- Olio 15 g

Preparazione:

Cuoci un uovo finché non diventa sodo, ci vorranno circa 20 minuti, prendine la metà tagliando nel piatto grossolanamente sia il tuorlo che l'albume. Lava e pesa le zucchine e cuocile al vapore o grigliale dopo averle tagliate a fette sottili ci vorranno circa 15 minuti. Componi il piatto unendo all'uovo le zucchine e completa con un filo di olio extravergine di oliva a crudo.

N.B Le quantità indicate si riferiscono ad una porzione, va da sé che puoi farne di più e dividerle tra pranzo e cena.

Bavarese alla frutta

Ingredienti:

- Panna fresca 77 g

- Formaggino 16 g

- Omogeneizzato di frutta 12 g

- Colla di pesce e saccarina q.b.

Preparazione:

Ammolla un pezzo di colla di pesce in acqua calda. Mettila nel contenitore della bavarese ed aggiungi l'esatta quantità di panna fresca, ossia 77 gr. Dolcifica con saccarina liquida.

Metti la bavarese in frigorifero e prima di servire aggiungi l'omogeneizzato di frutta in superficie.

Servi il formaggino a parte con una tisana al finocchio dolcificata con saccarina.

N.B Le quantità indicate si riferiscono ad una porzione, va da sé che puoi farne di più e dividerle tra pranzo e cena.

Ricette per femminuccia di 2 anni, con apporto calorico pari a 750 kcal giornaliere.

Prosciutto crudo con purè di zucca

Ingredienti:

- Prosciutto crudo magro 8 g

- Maionese 11 g

- Zucca gialla 55 g

- Olio extravergine di oliva 6 g

- Fette biscottate ricche in fibra 4 g

- Burro 6 g

- Lardo 3 g

Preparazione:

Monda pesa e cuoci al vapore la polpa di zucca. Aggiungi un poco di brodo vegetale finché la polpa di zucca non si ammorbidisce, aggiungi qualche foglia di salvia ben lavata ed un filo di olio passa il composto ottenuto al frullatore ad immersione. Imburrare la fetta biscottata .

Prepara un piattino con le fette di prosciutto crudo, 8 g saranno due fettine, fai la stessa cosa con il lardo tagliato sottile. Guarnisci il piatto con la maionese.

Riso con omogenizzato di pollo e verdure

Ingredienti:

- Preparato per brodo granulare vegetale 6 g

- Riso 5 g

- Zucchine 43 g

- Grana grattugiato 2 g

- Omogeneizzato di coniglio 8 g

- Olio extravergine di oliva 20 g

Preparazione:

Scioglie il brodo granulare vegetale nel quantitativo d'acqua sufficiente per la minestrina, unisci l'olio e cuoci le zucchine private della buccia e tagliate a pezzetti.

Aggiungi il riso e per ultimo l'omogeneizzato di coniglio . Ultima la ricetta spolverizzando con il grana grattugiato.

N.B Le quantità indicate si riferiscono ad una porzione, va da sé che puoi farne di più e dividerle tra pranzo e cena.

Ricette per femminuccia di 3 anni e mezzo, con apporto calorico pari a 750 kcal giornaliere.

Insalatona di tonno

Ingredienti:

- Tonno sott'olio 11 g

- Lattuga 40 g

- Olive nere denocciolate 10 g

- Lecitina di soia 6 g

- Maionese 12 g

- Olio extravergine di oliva 9 g

Preparazione:

Monda, lava e pesa la lattuga, se le foglie sono lunghe ne basteranno due, se sono più corte ne serviranno quattro.

Taglia la lattuga e mettila in una ciotola apposita. Unisci il tonno, le olive e la lecitina di soja. Per condire prepara un'emulsione di olio e maionese.

N.B Le quantità indicate si riferiscono ad una porzione, va da sé che puoi farne di più e dividerle tra pranzo e cena.

Mousse di mascarpone e mele

Ingredienti:

- Mascarpone 10 g

- Burro 10 g

- Mele 15 g

- Aroma di vaniglia

Preparazione:

Lava e sbuccia la mela, grattugiala finemente. In una ciotola mescola il mascarpone con la mela grattugiata, l'aroma di vaniglia burro e saccarina. Una volta ottenuto una crema omogenia, copri la ciotola con la pellicola per alimenti e conserva in frigo per una mezz'ora prima di consumarla.

N.B Le quantità indicate si riferiscono ad una porzione, va da sé che puoi farne di più e mangiarle tra pranzo e cena.

Fette biscottate con formaggio e zucchine

Ingredienti:

- Fette biscottate ricche in fibra 4 g

- Formaggio tipo quark 60g

- Zucchine 55 g

- Grana 11 g

- Maionese 10 g

- Olio d'oliva

Preparazione:

Pesa, lava fai a fettine nel senso della lunghezza e griglia le zucchine o cuocile al vapore. Condiscile con olio, grana e sale q.b. Componi il piatto mettendo al centro il formaggio, intorno le zucchine e decora con un po' di maionese. Prendi le fette biscottate ed imburrale leggermente in modo da accompagnare il formaggio e le zucchine.

N.B Le quantità indicate si riferiscono ad una porzione, va da sé che puoi farne di più e dividerle tra pranzo e cena.

Prosciutto con pomodori

Ingredienti:

- Fette biscottate ricche integrali 7 g

- Prosciutto cotto magro 36 g

- Pomodori da insalata 65 g

- Maionese 23 g

- Lecitina 5 g

- Olio d'oliva 12 g

Preparazione:

Su un tagliere disponi le fette di prosciutto cotto arrotolate. Pesa i pomodori, ne serviranno circa 3 non molto grandi oppure uno grande e tondo, ti suggerisco di prenderne uno tra il rosso ed il verde, dopo averli fatti sgocciolare disponili in una ciotola con olio, maionese e la lecitina di soja.

Imburra la fetta biscottata con metà della quantità di burro. Ti servirà per accompagnare i pomodori.

N.B Le quantità indicate si riferiscono ad una porzione, va da sé che puoi farne di più e dividerle tra pranzo e cena.

Ed ora ti suggerisco alcune ricette per i maschietti dai 4 anni in su, il cui apporto calorico giornaliero è intorno alle 1350 kcal.

Broccoli al gratin

Ingredienti:

- Broccoli 55 g

- Olio extravergine di oliva 5 g

- Lecitina di soja 3 g

- Grana 5 g

- Panna al 35% 85 g

Preparazione:

Monda, lava e pesa i broccoli. Prepara una besciamella con la panna e il formaggio grana. Dai una spuntatina ai broccoli e disponili in una pirofila antiaderente e ricoprili con la besciamella, guarnisci con la

lecitina e lascia gratinare fino al punto giusto.
Servi i broccoli al gratin tiepidi.

N.B Le quantità indicate si riferiscono ad una porzione, va da sé che puoi farne di più e dividerle tra pranzo e cena.

Omelette Napoletana

Ingredienti:

- Uovo intero 50

- Pomodori datterini 45 g

- Grana 3 g

- Maionese 19 g

- Lecitina 5 g

- Olio d'oliva 10 g

Preparazione:

Rompi l'uovo intero, sbatterlo e pesare l'esatta quantità nel tegame che servirà per la cottura dell'omelette su fuoco. Aggiungere il grana grattugiato e metà dell'olio indicato nella ricetta. Lava e pesa pomodori dopo averli fatti sgocciolare. Prepara un'emulsione di olio e maionese per condire i pomodori. Disponi l'omelette in un piatto adagia sopra i pomodori ed insaporisci con una spruzzata di origano.

N.B Le quantità indicate si riferiscono ad una porzione, va da sé che puoi farne di più e dividerle tra pranzo e cena.

Parmigiana ricca

La parmigiana è uno dei piatti tipici pugliesi, ottima in questa versione anche per i più piccini.

Ingredienti:

- Melanzana 50 g

- Pomodori pelati 20 g

- Pancetta affumicata 20 g

- Sottilette 10 g

- Olio d'oliva 15 g

Preparazione:

Lava, pesa le melanzane tagliale a fette molto sottili, tienile per una mezz'ora a mollo in acqua e sale, toglierai così il sapore amaro. Cuocile sulla piastra. Preparare la parmigiana utilizzando una piccola pirofila antiaderente mettendo a strati le fette di melanzana, i pelati, la pancetta a fette sottili ed in ultimo la sottiletta. Spolverizza con poco origano ed aggiungi l'olio. Metti in forno a 180° per circa 20 minuti per ultimare la cottura.

N.B Le quantità indicate si riferiscono ad una porzione, va da sé che puoi farne di più e divide le porzioni tra pranzo e cena.

Risotto al gorgonzola

Ingredienti:

- Riso shirataki a base di glucomannani 150 g

- Gorgonzola 25 g

- Lardo 5 g

- Trevisana o radicchio di Chioggia 50 g

- Olio extravergine di oliva 13 g

Preparazione:

Cuoci il riso in acqua salata, quando è pronto versalo in una ciotola dove aggiungerai il gorgonzola ammorbidito per un minuto nel microonde, metà dell'olio e aggiungi il lardo tagliato molto sottilmente. Lava e pesa la trevisana o il radicchio di Chioggia condisci con il restante olio ed incorpora al riso con il gorgonzola.

N.B Le quantità indicate si riferiscono ad una porzione, va da sé che puoi farne di più e dividerle tra pranzo e cena.

Panna cotta alle arance

Ingredienti:

- Panna al 35% di grasso 50 g

- Arance 45 g

Preparazione:

Con le dosi indicate otterrai una mini panna cotta all'arancia. Per prima cosa devi ammorbidire la colla di pesce in un poco di acqua bollente. Taglia finemente la polpa dell'arancia e aggiungi la panna, dolcificando con saccarina.

Scalda e gira perché si amalgami il tutto. Metti la panna cotta raffreddata in frigorifero guarnendo con qualche scorza di arancia biologica ben lavata.

N.B Le quantità indicate si riferiscono ad una porzione, va da sé che puoi farne di più e dividerle tra pranzo e cena.

Ricette par maschietti dagli 8 anni in su, apporto calorico giornaliero di 1750 kcal.

Biscotti al cioccolato

Ingredienti:

- Uovo tuorlo 30 g

- Uovo albume 25 g

- Cioccolato fondente 9 g

- Burro 33 g

- Olio di girasole 5 g

- Pinoli 3 g

Preparazione:

Rompi l'uovo separando il tuorlo dall'albume e pesane l'esatta quantità per entrambi. Monta a neve ben ferma l'albume con un pizzico di sale. Fai sciogliere a bagnomaria il cioccolato fondente e uniscilo al burro ammorbidito a temperatura ambiente. Aggiungi il rosso d'uovo, un poco di buccia di limone grattugiata, un pizzico di lievito per dolci sciolto in acqua tiepida. Impasta con l'olio di girasole ed aggiungi i pinoli spezzettati grossolanamente e dolcifica con saccarina liquida. Accendi il forno a portalo alla temperatura di 170°C. Modella i biscotti dando loro la forma desiderata e disponili sulla placca da forno. Inforna per circa 20 minuti fino a cottura ultimata.

Servi i biscottini accompagnati da una tazza di the verde.

N.B Le quantità indicate si riferiscono ad una porzione, va da sé che puoi farne di più e dividerle tra pranzo e cena.

Platessa alla mugnaia con insalata

Ingredienti:

- Platessa 40 g

- Lattughino 55 g

- Olive nere denocciolate 20 g

- Maionese 25 g

- Lecitina 5 g

- Olio extra vergine 15 g

Preparazione:

Pesa e impana la platessa con la lecitina di soja, aggiungi le olive nere denocciolate, tagliate con la mezzaluna, adagiala in una pirofila da forno e cuoci al forno coperta con carta d'alluminio, basteranno 20 minuti.

Lava e taglia il lattughino ed insapora lo stesso con una emulsione di olio e maionese

N.B Le quantità indicate si riferiscono ad una porzione, va da sé che puoi farne di più e dividerle tra pranzo e cena.

Sogliola al cartoccio con zucchine

Ingredienti:

- Sogliola 54 g

- Zucchine 100 g

- Olive verdi 15 g

- Lardo 9 g

- Fette biscottate ricche in fibra 6 g

- Burro 10 g

- Maionese 21 g

- Olio d'oliva 23 g

Preparazione:

Pulisci la sogliola cercando di eliminare la lisca e le spine e cuoci la sogliola senza pelle al cartoccio, avvolta nell'alluminio, con sale, olive e pepe q.b.

Prepara la salsina composta da maionese e olio. Taglia il lardo a dadini ed aggiungilo alla salsa. Taglia a julienne le zucchine e saltale qualche minuto in padella con un goccio di olio. Metti pesce e verdura nel piatto e versa la salsa. Servi con la fetta biscottata imburrata.

Tagliata di manzo con carciofi

Ingredienti:

- Carne di manzo magro 39 g

- Carciofi 60 g

- Lardo 9 g

- Fette biscottate ricche in fibra 4 g

- Burro 10 g

- Olive verdi 6 g

- Maionese 20 g

- Olio d'oliva 22 g

Preparazione:

Pulisci i carciofi togliendo tutte le foglie esterne e tenendo solo il cuore che terrai in una ciotola con acqua e limone. Quando sei pronto per la cottura scolali molto bene e cuoci al vapore ed ultima la cottura sotto il grill. Cuoci la tagliata direttamente in forno a 180° o in alternativa sulla piastra; porre sopra i carciofi e il lardo tagliato molto sottile. Decora con olive verdi denocciolate e con la maionese.

Servire con la fetta biscottata imburrata.

Ricette per gli adulti

Caro lettore e cara lettrice, dopo aver visto alcuni pratici esempi di ricette dedicate ai bambini, utili per pratici spuntini o per pranzi e cene semplici e veloci, passiamo alle ricette per gli adulti. Vedrai che ci sono diverse alternative al pane ed alla pasta e potrai mangiare davvero molte cose dolci inclusi.

Un ultimo consiglio che mi sento di darti è quello di includere nelle analisi preliminari da fare prima di intraprendere il regime alimentare della Dieta Chetogenica, anche gli esami clinici che escludano la presenza di intolleranza al lattosio o al glutine.

Se dovessi avere una o l'altra intolleranza dovrai apportare ulteriori modifiche nella preparazione delle ricette.

Ed ora armiamoci di pentole e mestoli e cuciniamo!

- Bocconcini di pollo saporiti

- Broccoli e cavolfiore goloso

- Cavolfiore al formaggio

- Zucchine e gamberetti

- Cheese cake

- Panino di melanzana

- Cetriolo sfizioso

- Uova in camicia e broccolo verde

- Mousse al cioccolato

- Ciambellone cocco e limone

- Insalata di funghi crudi con omelette al parmigiano

- Crema di spinaci

- Spiedini di wurstel e peperoni

- Lasagna di zucchine

- Finto risotto ai funghi

- Pan cake keto

- Pane saporito

- Pomodori ripieni con salsa tonnata

- Pizza chetogenica

- Zucchine e salmone

- Sandwich insalata

- Muffin di pollo

- Frullato di spinaci e cetriolo

- Merluzzo arrostito

Bocconcini di pollo saporiti

Ingredienti:

- 2 petti di pollo due fettine per circa 150 g

- Mezza cipolla rossa

- Prezzemolo

- Rosmarino, fresco o secco

- 1 uovo sbattuto

- Farina di mandorle

- Succo di limone

- Noce moscata q.b.

- Pepe e sale q.b.

Preparazione:

Taglia il petto di pollo a pezzettini, sminuzza la cipolla, unisci la cipolla al rosmarino e prezzemolo e tienine un po' da parte per dopo. In una ciotola, unisci il pollo alla cipolla, rosmarino, prezzemolo, sale e pepe. Aggiungi l'uovo sbattuto (in cui volendo puoi grattugiare la noce moscata) e mescola bene. Impana i bocconcini nella farina di mandorle o di ceci o riso.

Metti i bocconcini di pollo in forno finché non sono dorati.

Lascia raffreddare e poi fai le porzioni e riponi in congelatore, se non devi consumarli subito.

Versa il composto di cipolla, rosmarino, prezzemolo, sale e pepe sui bocconcini e volendo anche un pomodoro e buon appetito.

Broccoli e cavolfiore goloso

Ingredienti:

- 1 testa di broccolo peserà circa 200 gr

- 1 testa di cavolfiore peserà circa 300 gr

- 100 o 200 g di pancetta tipo bacon

- 2 pomodori a pezzetti (ingrediente fresco)

- mezzo cetriolo a pezzetti (ingrediente fresco)

- mezza cipolla rossa o bianca (ingrediente fresco)

- 2 cucchiaini di origano

- Maionese (se ti piace)

- Sale e pepe q.b.

- Olio e aceto q.b.

Preparazione:

Taglia i broccoli ed il cavolfiore a pezzetti e cuoci in tegami separati, in acqua e sale per circa 15 minuti, scolali bene, mettili in una ciotola ed aggiungi, l'origano, l'olio evo, un goccio di aceto di vino bianco, il pomodoro, il mezzo cetriolo a pezzetti, un pizzico di pepe. In un tegamino fai scaldare un goccio di olio e fai soffriggere qualche filo di cipolla e la pancetta fin quando non diventa croccante.

Unisci la pancetta al mix di broccoli e cavolfiore e buon appetito!

Se non usi l'olio per condire i broccoli opta per la maionese.

Cavolfiore al formaggio

Ingredienti:

- 1 cavolfiore

- 100 g di pancetta a pezzetti

- 1 spicchio di aglio

- 100 g di formaggio tipo svizzero (o fontina)

- 100 g di parmigiano grattugiato

- 200 ml di panna da cucina

- 50 ml di latte di mandorle

- Noce moscata q.b.

- Prezzemolo q.b.

- Sale e pepe q.b.

Preparazione:

Per prima cosa preriscalda il forno 200°C. Pulisci e cuoci il cavolfiore al dente, al vapore o in acqua bollente con un pizzico di sale. In una padella antiaderente, soffriggi l'aglio nell'olio di oliva preriscaldato. Aggiungi il latte e la panna, fai bollire a fuoco lento finché non si riduce di un terzo.

Aggiungi il formaggio piano piano, mescolando continuamente.

Quando il formaggio è sciolto, in una casseruola metti il cavolfiore a pezzetti e versaci sopra la salsa di formaggio.

Metti in forno e cuoci per 15 minuti o finché non diventa dorato.

Zucchine e gamberetti

Ingredienti:

- 2 zucchine

- 100 g di gamberetti (vanno bene quelli surgelati)

- 1 aglio, schiacciato

- 50 g di funghi, a pezzetti

- 150 g di asparagi a fettine

- 200 g di spinaci

- Sale e pepe q.b.

Preparazione:

Taglia le zucchine a bastoncini, scalda un cucchiaio di olio oliva in una padella antiaderente e fai soffriggere l'aglio.

Taglia a rondelle sottili gli asparagi r cuoci
per 2 minuti, nella padella con olio ed aglio.
Aggiungi i funghi, le zucchine e i gamberetti,
cuoci per 2 minuti. Aggiungi gli spinaci lavati
e strizzati e fai finire di cuocere il tutto. Infine
aggiusta di sale e pepe quando mancano 5
minuti alla cottura.

Impiatta e gusta questa finta pasta di
zucchine!

Cheese cake

Ingredienti:

Per la base:

- 150 g. di farina di nocciole

- 150 g. di granella di nocciole

- 150 g. di burro senza lattosio

- 50 g. di Stevia equivalgono a 90/100 g di zucchero

Per la crema:

- 750 g. di Formaggio cremoso Senza Lattosio

- 6 uova

- Succo di 3 limoni

- 90 gr. di Stevia l'equivalente di circa 180 g di zucchero

Preparazione:

Ebbene si, durante la Dieta Chetogenica puoi concederti anche una deliziosa Cheese cake! Se non puoi mangiare la farina di nocciole puoi sostituirla con quella di cocco.

Prepara la base ammorbidendo il burro facendolo sciogliere in un pentolino al quale dovrai aggiungere la farina di nocciole o di cocco, la granella di nocciole e la stevia. Amalgama bene, stendi il composto in una tortiera e poni in frigo per 30 minuti.

Nel frattempo prepara la crema, mescolando il formaggio fresco con le uova, la stevia ed il succo di limone, lavora il composto fino ad ottenere una crema omogenea.

A questo punto estrai la base della Cheese cake dal frigo, unisci la crema appena preparata e fai cuocere in forno a 180° per 40 minuti. Lascia raffreddare e decora con qualche scorza di limone.

Panino di melanzana

Ingredienti:

- 1 melanzana abbastanza grande o due piccole

- 3 cucchiai di hummus[7]

- 5 fette di fesa di tacchino

Preparazione:

Lava la melanzana, tagliala a fette nel senso della lunghezza e mettila in una ciotola con del sale grosso per eliminare il tipico sapore amaro.

---

7   L'hummus è una salsa a base di pasta di ceci e pasta di semi di sesamo aromatizzata con olio di oliva, aglio, succo di limone e paprica, semi di cumino in polvere e prezzemolo finemente tritato Fonte Wikipedia

Dopo circa mezz'ora griglia le fette di melanzana e quando saranno tiepide cospargi tre fette con l' hummus e adagia su di esse le fette di fesa di tacchino. Posa sopra le fette di melanzana rimaste e buon appetito!

Cetriolo sfizioso

Ingredienti:

- 2 cetrioli con la buccia verde scuro

- 1 etto di fesa di tacchino, quattro fette equivalgono a 100 g.

- 4 cucchiaini di hummus oppure di maionese.

Preparazione:

Sbuccia i cetrioli e tagliali a meta nel senso della lunghezza, privali dei semi nella parte centrale, farcisci metà cetrioli con l'hummus o la maionese, piega in quattro la fetta di tacchino e posala sulla parte del cetriolo che hai farcito, chiudi con l'altra metà e lascia riposare in frigo per 15 minuti.

Uovo in camicia e broccolo verde

Ingredienti:

- 1 Broccolo da circa 500 gr

- 50 g di burro

- 1 spicchio di aglio

- 2 uova

- Pepe nero macinato al momento

- 1 cucchiaio di crema di cocco

- sale q.b

Preparazione:

Per prima cosa elimina le foglie esterne e riduci in pezzetti il broccolo, lavali e tieni da parte, fai sciogliere un cucchiaio di burro in un tegame aggiungi l'aglio e quando vedi che si è colorato rimuovilo e metti in cottura i broccoli per circa 5 minuti.

Togli dal fuoco e lascia coperto il tegame per non farli raffreddare. Rompi un uovo intero più un albume in una ciotola, tieni da parte il tuorlo. Friggi l'uovo intero più l'albume in un tegame dove avrai sciolto un cucchiaio di burro.

Prepara una salsina mescolando un altro cucchiaio di burro con un cucchiaio di crema di cocco.

In un mix mescola insieme la salsina di burro e cocco con il tuorlo rimasto ed una manciata di pepe nero macinato al momento, devi ottenere una crema omogenea.

Componi il piatto mettendo prima le uova fritte, adagia sopra i broccoli e cospargili con la crema.

Salmone marinato

Ingredienti:

- Filetto di salmone al naturale

- 2 spicchi d'aglio tritato,

- 6 cucchiai di olio evo,

- 1 cucchiaino di basilico

- 1 cucchiaino di sale,

- 1 cucchiaino di pepe nero,

- succo di limone

- 1 cucchiaio di prezzemolo fresco tritato.

Preparazione:

Prepara la marinatura mettendo in una ciotola due spicchi d'aglio tritato, un cucchiaino di basilico, un cucchiaino di prezzemolo tritato, il pepe nero, il sale, il succo di limone e l'olio evo. Mescola bene e lascia riposare.

Nel frattempo adagia il filetto di salmone in un piatto e versaci la marinatura, lascia riposare in frigorifero per circa un ora girando il filetto di tanto in tanto in modo che si impregni del tutto con il condimento.

Riscalda il forno a 180° posa il filetto di salmone marinato in una teglia antiaderente avendo cura di versare anche la marinatura, cuoci in forno per 35/40 minuti.

Mousse al cioccolato

Ingredienti:

- 400 gr di latte di cocco

- 20 gr di cioccolato extra fondente

- 3 cucchiai di cacao amaro

- 1 pizzico di sale

- 1 cucchiaino colmo di stevia

Preparazione:

Conserva in frigo una notte il barattolo di latte di cocco. Il giorno dopo aprilo e senza scuoterlo, elimina il liquido che si è separato dalla crema (puoi usarlo per altre preparazioni, o berlo a parte con succo d'arancia) e versa la parte solida in una ciotola. Aggiungi la stevia e il cacao amaro e monta tutto con una frusta, fino a ottenere una crema ben ferma. A parte, riduci il cioccolato extra fondente in scaglie.

Versate la crema in 8 coppette e tienila in frigo almeno due ore. Spolverizza con le scaglie di cioccolato prima di servire.

Ciambellone cocco e limone

Ingredienti:

- 250 ml panna da montare

- 3 uova

- 1 cucchiaino di stevia

- 90 g farina di cocco

- 1 bustina lievito per dolci

- 100 g burro

- Succo di un limone biologico

Preparazione:

Per prima cosa fai sciogliere il burro in un pentolino, una volta sciolto fallo intiepidire e versalo in una ciotola dove aggiungerai, la farina di cocco, le uova intere, il cucchiaino di stevia, il lievito ed il succo di limone.

Mescola bene fino ad ottenere un composto omogeneo e cremoso, versalo in uno stampo da ciambella imburrato ed infarinato e cuoci in forno a 180° per 30 minuti.

Tira fuori il ciambellone, lascia raffreddare e buon appetito!

Insalata di funghi crudi con omelette al parmigiano

Ingredienti:

- 100 g funghi freschi tipo champignon

- 1 spicchio di aglio essiccato tritato finemente

- Succo di mezzo limone fresco

- Prezzemolo fresco tritato

- Sale marino iodato

- Pepe nero

- Olio evo

Per l'omelette

- 1 uovo

- 20 g di burro

- 50 g di parmigiano

Preparazione:

Pela accuratamente i funghi, avendo cura di togliere la terra in eccesso. Tagliali a fettine sottili, ponili in una ciotola, aggiungi il trito di prezzemolo e aglio, il succo di limone il sale, il pepe e l'olio evo. Mescola bene e lascia riposare per qualche minuto.

Metti il burro in un tegame, rompi l'uovo in un ciotola e mescola con il parmigiano, versalo nel tegame con il burro e fai rapprendere l'omelette.

Quando sarà pronta disponi in un piatto, versa l'insalata di funghi e buon appetito!

Crema di spinaci

Ingredienti:

- 350g di spinaci freschi

- 1 spicchio di aglio

- Erba cipollina, va bene anche quella disidratata qb

- Curry q.b

- Sale q.b

- Olio evo 1 cucchiaio

- 5 Foglie di menta

Preparazione:

Lava gli spinaci e le foglie di menta. Metti a scaldare l'olio in padella a fuoco lento, aggiungi gli spinaci e le spezie, facendo rosolare il tutto per qualche secondo.

Aggiungi mezzo bicchiere di acqua e lascia cuocere avendo cura di mettere un coperchio per 15 minuti.

Trascorso questo tempo passa gli spinaci in un mixer, aggiungete il sale e mescola fino ad ottenere una crema della consistenza che preferisci.

Mangia la crema accompagnandola con delle fette biscottate integrali.

Spiedini di wurstel e peperoni

Ingredienti:

- 3 wurstel di pollo

- 1/2 zucchina

- 1 peperone verde piccolo

- 1 rametto di rosmarino

- Sale fino iodato

- Pepe bianco

Preparazione:

Pulisci accuratamente il rametto di rosmarino dalle foglie ed ottieni uno spiedino. Lava accuratamente il peperone e la zucchina e taglia il peperone a pezzetti quadrati e la zucchina a rondelle non troppo sottili.

Sbollenta i wurstel di pollo come riportato sulla confezione e poi, una volta pronti, tagliali a tocchetti.

Ora componi lo spiedino alternando gli ingredienti. Condisci leggermente con sale marino iodato ed una spolverata di pepe bianco. Cuoci lo spiedino in forno, in una padella antiaderente rovente o sulla griglia.

Lasagna di zucchine

Ingredienti:

- 250 g zucchine medie

- 25 g parmigiano

- 225 g di ricotta

- 125 g di feta greca

- 125 g di mozzarella

- 50 gr di parmigiano per la gratinatura

Preparazione:

Lava bene e taglia nel senso della lunghezza le zucchine. Adagiale su una teglia da forno antiaderente spolverizzando le fette di zucchina con un po di parmigiano e cuoci in forno per 10 minuti finché' non saranno dorate.

Preparare la crema di formaggio, mescolando insieme la ricotta, la feta e la mozzarella a dadini, aggiungi se necessario un filo di olio evo.

Disponi in una teglia uno strato di zucchine e uno strato di crema di formaggio, ripeti l'operazione fino a terminare gli ingredienti. L'ultimo strato deve essere di formaggio. Aggiungi del parmigiano per ottenere l'effetto gratin e inforna a 180 gradi, per 45-50 minuti.

Sforna la lasagna di zucchine, falla riposare cinque minuti e buon appetito!

Finto risotto ai funghi

Ingredienti:

- 1 cavolfiore

- 1 cipolla

- 150 g di funghi champignon

- Prezzemolo

- Sale

- Olio extravergine di oliva

- 1 spicchio d'aglio

- 1/2 carota

- 1 gambo di sedano

Preparazione:

Lava con attenzione tutte le verdure. Priva il cavolfiore delle foglie esterne e del gambo e grattugialo usando una grattugia a fori medi, per praticità, puoi frullare il cavolfiore nel mixer avendo cura di non farlo diventare una "pasta" (alla fine deve dare l'idea del riso, come se fosse a chicchi medi). Taglia i funghi e la carota a fettine, taglia la cipolla, l'aglio e il sedano a pezzettini molto piccoli.

In una pentola antiaderente metti i funghi, il sedano, la carota metà prezzemolo l'aglio, la cipolla e un bicchiere di acqua con un pizzico di sale e fai cuocere per 10 minuti.

Aggiungi il "riso" di cavolfiore ed aggiungi ancora un po' di sale, passa tutto in padella con un filo di olio, basteranno pochi minuti, giusto il tempo di far rosolare il riso di cavolfiore.

Spegni il fuoco e spolverizza con prezzemolo tritato finemente.

Questo piatto abbastanza semplice da preparare è ottimo sia mangiato caldo che freddo.

Pan cake Keto

Ingredienti:

- 110 gr di yogurt greco asciutto o di formaggio cremoso tipo quark

- 2 uova intere

- Burro per ungere la teglia

In aggiunta potrai aromatizzare i Pan cake Keto con:

- cacao amaro

- essenza di vaniglia

- dolcificante

- scorza di limone grattugiata

Preparazione:

Rompi in una terrina le due uova, aggiungi piano piano lo yogurt o il formaggio cremoso, avendo cura di mescolare sempre nello stesso senso, continua fino ad ottenere un composto cremoso, ti basteranno cinque minuti, ma in alternativa puoi versare gli ingredienti in un mixer o in un frullatore e far andare per due minuti.

Prepara una pentola antiaderente, lasciando sciogliere il burro, Con l'aiuto di un mestolo versa una piccola quantità del composto nella teglia, lascia rapprendere per circa due minuti e poi giralo dall'altro lato per un minuto.

Quando avrai preparato tutti i pan cake potrai spolverizzare con il cacao in polvere, aggiungere dei frutti rossi o uno sciroppo senza zucchero.

N.b se invece vuoi aromatizzarli durante la cottura, versa nell'impasto l'essenza di vaniglia o il succo di limone e poi procedi come indicato.

Pane saporito

Ingredienti:

- 250 g di mozzarella a dadini

- 150 g di formaggio grana grattugiato

- 2 uova

Preparazione:

Ebbene si chi lo ha detto che durante la Dieta Chetogenica bisogna rinunciare al classico panino? Ovviamente fatto alla maniera chetogenica ma ugualmente ottimo!

Per prima cosa rompi le uova in una ciotola, aggiungi la mozzarella a dadini ed il grana grattugiato, mescola bene in modo che l'uovo amalgami i formaggi. Prepara una teglia con della carta da forno e versa piccole quantità del composto, schiacciandolo un po', come se facessi dei biscotti.

Puoi anche aromatizzare i panini con sesamo o rosmarino, oppure con una spezia a piacere.

Cuoci in forno a 180° per 15 – 20 minuti.

Ecco pronti dei croccanti panini da condire a piacere.

Pomodori ripieni con salsa tonnata

Ingredienti:

- 2 pomodori grandi meglio se rossi e verdi da insalata

- 2 uova

- 150 gr di tonno al naturale

- 2 cucchiaini di maionese light

- Sale fino

- Zenzero o spezia preferita

- Olive nere

- Sotto aceti per guarnire

Preparazione:

Lava i pomodori e tagliali a metà, togli delicatamente tutti i semi aiutandoti con un cucchiaino. Fatto ciò, metti sul fuoco un pentolino con acqua. Quando bolle metti le due uova intere e cuoci per circa 20 minuti.

Quando sono pronte le uova, raffreddale sotto il getto dell'acqua, togli la buccia e spezzetta le uova in una ciotola, aggiungi il tonno, il sale ed i due cucchiai di maionese, mescola bene fino ad ottenere una composto cremoso. Il alternativa puoi mischiare il tutto con l'aiuto di un mixer.

Riempi i pomodori con il composto ottenuto e guarnisci con le olive nere oppure i sotto aceti.

Hamburger di Broccoli

Ingredienti:

- 350 g di broccoli

- 350 g di macinato magro misto

- 1 uovo

- 20 g di grana grattugiato

- 2 sottilette

- Sale e pepe

Preparazione:

Elimina le foglie esterne dei broccoli, taglia il torso e riducili a pezzetti, metti a bollire l'acqua, quando sarà abbastanza calda versa i broccoli e lascia cuocere per circa dieci minuti. Nel frattempo metti la carne macinata in una ciotola ed aggiungi: qualche gocci di limone un pizzico di sale e pepe il grana grattugiato e l'uovo. Scola i broccoli ed unisci agli altri ingredienti inseriti nella ciotola, con le mani o l'aiuto di un cucchiaio inizia a mescolare il tutto, devi ottenere un composto compatto come quello delle polpette.

Quando hai terminato prepara un teglia antiaderente con un filo d'olio, nel frattempo raccogli piccole porzioni di impasto formando delle palline che dovrai poi schiacciare in modo che ottengano la classica forma dell'hamburger.

Accendi il fuoco sotto la teglia antiaderente, appena si scalda l'olio poggia gli hamburger e lascia cuocere finché non iniziano a dorarsi, girali di tanto in tanto. A cottura quasi ultimata aggiungi su ognuno una sottiletta e lasciala sciogliere un po.

Mangia subito gli hamburger di broccoli per gustarli al meglio.

Pizza chetogenica

Ingredienti:

Per il Condimento

- 3 cucchiai di salsa di pomodoro

- 1 cucchiaino di origano essiccato

- 150 gr di mozzarella a dadini o formaggio grattuggiato

- 50 gr di peperoni o zucchine o melanzane

- olive nere o verdi (facoltativo)

- olio evo q.b

Per la Base:

- 4 uova intere

- 200 gr di formaggio tipo emmental

- 100 gr di mozzarella

Preparazione:

Chi ha detto che durante la Dieta Chetogenica, bisogna rinunciare ad una gustosa pizza? Con questa semplice ricetta vedrai come è possibile fare una pizza senza farina e lievito.

Prendi una ciotola capiente e rompi al suo interno le uova, unisci la mozzarella a dadini e il formaggio svizzero, a piacimento può sostituire lo svizzero con il provolone.

Amalgama fino ad ottenere un composto omogeneo. Prepara una teglia con della carta da forno e preriscalda il forno.

Versa il composto sulla carta da forno e con l'aiuto della spianatoia stendilo in modo da formare la base della pizza.

Metti in forno per 15 minuti, la base deve essere dorata e compatta. Tirala fuori e lasciala riposare per due minuti.

Ora è il momento di farcire la nostra pizza.

Sulla base appena preparata versa la passata di pomodoro al centro e stendila avendo cura di lasciare il classico bordo tipico della pizza. Disponi poi i dadini di mozzarella, l'origano, i peperoni o l'ortaggio che preferisci, le olive e non dimenticare un filo di olio evo.

Rimetti in forno per altri cinque minuti ed ecco fatto!

La pizza può essere condita con altri ingredienti a piacere e la base può essere usata anche per accompagnare le verdure.

Zucchine e salmone

Ingredienti:

- 2 zucchine verdi

- 200 g di salmone affumicato

- 2 cucchiai di olio di oliva

- Sale e pepe

- 50 g di formaggio tipo philadelphia

- 100 ml di panna da cucina

- qualche foglia di basilico macinato

- succo di limone

Preparazione:

Lava bene le zucchine e tagliale finemente nel senso della lunghezza. Metti le fettine di zucchina in un recipiente con del sale e schiacciale in modo da far uscire l'acqua in eccesso, lascia riposare per 5/10 minuti.

Nel frattempo, mescola la crema di formaggio, la panna e il succo di limone in un pentolino.

Cuoci a fuoco lento per qualche minuto mescolando.

Abbassa il fuoco e aggiungi sale, pepe ed il basilico tritato e il salmone affumicato, tagliato a strisce sottili.

Metti l'olio in una padella a fuoco medio-alto. Aggiungi le fettine di zucchine e soffriggete per un minuto o due.

Versa le zucchine in un piatto, versaci sopra la salsina al salmone e buon appetito!

Sandwich insalata

Ingredienti:

- 1 cappuccio di insalata tipo lattuga, in alternativa insalata tipo iceberg

- 300 gr di pomodori tipo ciliegino

- 50 gr di burro

- 100 gr di formaggio svizzero

- 1 avocado

Preparazione:

Togli le foglie esterne dalla lattuga o dall'iceberg, separa quelle rimaste e lavale con cura sotto il getto dell'acqua fredda, appoggiale su della carta assorbente per farle asciugare un po'.

Taglia a rondelle i pomodori ciliegino, fai a fettine l'avocado ed il formaggio svizzero, spalma un po' di burro sulle foglie di insalata, adagia sopra gli ingredienti, chiudi le foglie come se fossero un panino e buon appetito!

Muffin di pollo

Ingredienti:

- 2 cucchiai di mozzarella tritata
- 110 g di petto di pollo
- 1 spicchio di aglio
- 1 cucchiaio di olio evo
- 1 uovo grande
- uno o due peperoncini verdi
- 1 cucchiaino di coriandolo fresco
- 1 pizzico di pepe nero
- 1 pizzico di sale

Preparazione:

Scalda l'olio e metti ad appassire l'aglio per dargli sapore, taglia il prezzo di pollo a cubetti o a strisce, togli l'aglio e fai soffriggere il pollo finché non appare dorato. Togli dal fuoco e lascia raffreddare.

Rompi l'uovo in una ciotola, aggiungi la mozzarella, il sale il peperoncino ed il coriandolo (se non ami il peperoncino, puoi usare solo il pepe), mescola il tutto e lascia riposare giusto il tempo di preparare le formine per i muffin, per far si che non si attacchino ti consiglio di rivestire le formine di carta da forno.

Versa l'impasto di uovo e mozzarella nelle formine, aggiungi i pezzettini di pollo e cuoci in forno preriscaldato per 10 – 15 minuti.

Lascia raffreddare cinque minuti i Muffin di pollo prima di servirli.

Frullato di spinaci e cetriolo

Ingredienti:

- 70 g di spinaci

- 120 g di latte di cocco

- mezzo cetriolo

- 1 cucchiaino di stevia o dolcificante a scelta

- 1 cucchiaio di olio di cocco

- ghiaccio

Preparazione:

La bene gli spinaci e mettili in un frullatore, quindi aggiungi 3 cubetti di ghiaccio, il latte di cocco, la stevia e l'olio di cocco. Sbuccia il cetriolo e taglialo a cubetti, aggiungendolo nel mixer.

Frulla il composto per 1-2 minuti finché tutti gli ingredienti non siano ben incorporati.

Merluzzo Arrostito

Ingredienti:

- 180 g di filetti di merluzzo

- 1 cucchiaio di burro ghee, ammorbidito

- 2 cucchiaini di spicchi d'aglio sbucciati e tritati

- mezzo cucchiaio di mostarda

- 1 cucchiaio di olio evo

- mezzo cucchiaio di succo di limone, appena spremuto

- 1 cucchiaino di prezzemolo

Preparazione:

In una ciotola mescola insieme il burro, l'aglio, il prezzemolo, il succo di limone, la mostarda e le olive nere.

Scalda a fuoco medio alto, una padella antiaderente con l'olio e veo e metti a cuocere il filetto di merluzzo (va bene anche quello surgelato), aggiungi sale e pepe e cuoci per 3 – 4 minuti per lato.

Togli dal fuoco e prepara una teglia con della carta forno, preriscalda il forno. Disponi i filetti merluzzo sulla carta da forno, versaci sopra la salsina al burro e metti in forno per 5 – 10 minuti al massimo. Alla fine il merluzzo risulterà tenerissimo e gustoso.

Glossario

Caro lettore e cara lettrice, ben arrivato/a alla fine di questo libro che spero ti abbia fatto scoprire le virtù della dieta Chetogenica. Prima di congedarci ti lascio un utile glossario per saperne di più su alcuni ingredienti usati nelle ricette.

- **Chetosi**: o acetonemia (termine più conosciuto nella manifestazione infantile) è il sintomo di un alterato metabolismo degli acidi grassi. La chetosi fisiologica o alimentare si manifesta durante il digiuno prolungato (dopo 2-3 giorni) e durante una privazione di carboidrati alimentari a lungo termine

- **Stevia**: dolcificante naturale privo di calorie, deriva da una pianta erbacea arbustiva perenne.

- **Latte di cocco:** è un latte vegetale, ottenuto mediante l'aggiunta di acqua calda alla polpa essiccata del cocco.

- **Burro ghee**: detto anche burro chiarficato, deriva dalla bollitura del burro normale che con questa procedura perde il lattosio, le proteine e la parte acquosa

- **Riso shiratak**: è un riso ottenuto da una pianta attraverso cui viene prodotta la farina di glucomannano, estratta da una radice asiatica chiamata Konjac. Il glucomannano è una fibra vegetale che ha la capacità di aumentare fino a 80-100 volte il suo volume, formando una massa gelatinosa che favorisce così il senso di sazietà